Annales de la saison thermale de Vichy 1905

LE DIABÈTE ET LA BIOSCOPIE

Usage du Bioscope dans le cabinet du Docteur spécialiste pour le Diabète

La Bioscopie
range la médecine
parmi les sciences exactes

Docteurs COLLONGUES & SANTELLI
Médecins résidants à Vichy toute l'année
MÉDAILLE D'OR AU CONGRÈS MÉDICAL DE BIARRITZ 1903

VICHY-WALLON
1905

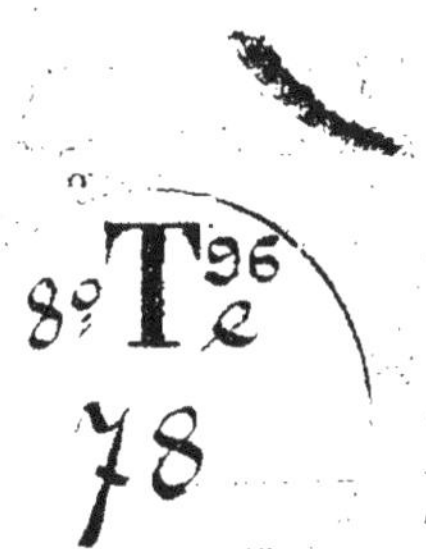

Annales de la saison thermale de Vichy 1905

LE DIABÈTE
ET LA BIOSCOPIE

Usage du Bioscope dans le cabinet du Docteur spécialiste pour le Diabète

La Bioscopie
range la médecine
parmi les sciences exactes

Docteurs COLLONGUES & SANTELLI
Médecins résidants à Vichy toute l'année
MÉDAILLE D'OR AU CONGRÈS MÉDICAL DE BIARRITZ 1903

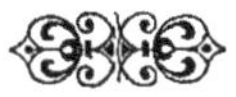

VICHY-WALLON
1905

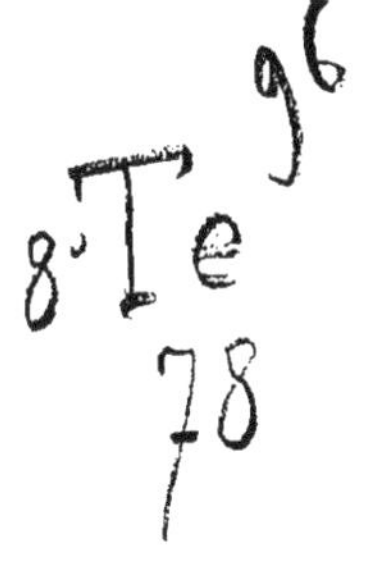

PRÉFACE

Définition du Bioscope & de la Bioscopie

La Bioscopie sert à mesurer les pressions du sang hygrométrique de la peau des mains qui transpirent, comme le baromètre mesure les pressions atmosphériques. La pression du sang à la peau des mains produit la sécrétion cutanée, c'est-à-dire la pression de l'intensité des nerfs sur le travail du sang dans les glandes sudoripares des mains, rendu sensible par le Bioscope.

La Bioscopie mesure donc la force, l'énergie et le travail hygrométrique du sang à la peau.

Pourquoi

La force, l'énergie et le travail hygrométrique du sang transformé en transpiration sont-ils choisis en Bioscopie comme mesure du coefficient des forces de l'état général ?

Parce que les observations bioscopiques prouvent que l'équilibre normal de la fonctionnalité hygrométrique du sang pendant la santé évolue de manière à ne pas dépasser 20° bioscopique soit en baisse G, soit en baisse D. — Au-dessus de 20° bioscopique le travail du sang à la peau des mains est anormal, variable en trop grand déséquilibre bilatéral. Or, le travail du sang à la peau des mains produit la sécrétion cutanée qui n'est que la traduction de l'intensité stable ou instable du système nerveux. Les nerfs ont donc le premier rôle dans le travail du sang produisant la transpiration. Leur équilibre et leur déséquilibre étudié par le bioscope en font une fonction de coordination spéciale dont le siège est au cerveau. Le cerveau et les nerfs cérébro-rachidiens sympathiques constituent le réservoir régulateur du mouvement sanguin organique trophique, moteur sensible et psychologique. Les nerf d'abord, le sang ensuite, la transpiration après. Nous ne voyons que l'eau du sang par la transpiration.

Nous pouvons ainsi libeller nos formules bioscopiques — EXEMPLES :

10° baisse G. — Le travail hygrométrique du sang est normal favorable au-dessous de 20° bioscopique.

Le mouvement organique est passif à G, actif à D.

36° baisse D. — Le travail hygrométrique du sang est anormal variable au-dessus de 20° bioscopique.

Le mouvement organique est passif à D, actif à G.

Le Diabète et la Bioscopie

De l'Intensité des Nerfs de la Sécrétion cutanée des mains sur la répartition du sang diabétique entre les deux côtés du corps

Par la Bioscopie
qui range la Médcine
parmi les Sciences exactes

CLASSIFICATION BIOSCOPIQUE DES DIABÉTIQUES

DEGRÈS DE LA BIOSCOPIE

En baisse G de o à 20° près de l'équil. normal 100°
En baisse D de o a 20° près de l'équil. normal 100°
En baisse G ou en baisse D *loin* de l'équilibre normal au-delà de 20°

FORMULES

Energie vitale plus forte avec la Baisse D, plus faible avec la baisse G.

Côté des Organes faibles passif à G actif à D, Ou faibles passifs à D actifs à G avec ou sans poussées nerveuses.

Traitement : Tonique avec la baisse G, Alcalin avec la baisse D, Calmant pour les poussées nerveuses.

Réactions favorables par le rapprochement et et le changement d'Equilibre, indécises par l'éloignement de l'Equilibre.

Diagnostic bioscopique pris sur vingt Diabétiques traités à Vichy

Obs. I, B

Le travail hygrométrique du sang qui produit la transpiration des mains baisse à D de 33°, hausse à G de 33°, avec les organes passifs à D, actifs à G. Répartition variable + 20°. Traitement alcalin purgatif.

Obs. II, C

L'énergie hygrométrique du sang qui produit la transpiration des mains baisse à G de 61°, hausse à G de 61°, avec les organes passifs à G, actifs à D. Répartition variable + 20°. Traitement tonique alcalin.

Obs. III, V

Le travail hygrométrique du sang qui produit la transpiration des mains baisse à G de 13°, hausse à D de 13°, avec les organes passifs à G, actifs à D. Répartition normale favorable — 20°. Traitement tonique alcalin.

Obs. IV, G

L'énergie hygrométrique du sang qui produit la transpiration des mains, baisse à D de 23°, hausse à G de 23°, avec les organes passifs à D, actifs à G. Répartition anormale variable + 20°. Traitement alcalin purgatif.

Obs. V, B

Le travail hygrométrique du sang qui produit la transpiration des mains, baisse à D de 18°, hausse à G de 18°, avec les organes passifs à D, actifs à G. Répartition normale favorable — 20°. Traitement alcalin purgatif.

Obs. VI, F

L'énergie hygrométrique du sang qui produit la transpiration des mains, baisse à D de 36°, hausse à G de 36°, avec les organes passifs à D, actifs à G. Répartition anormale variable + 20°. Traitement alcalin purgatif.

Obs. VII, L

Le travail hygrométrique du sang qui produit la transpiration des mains, baisse à D de 14°, hausse à G de 14°, avec des organes passifs à D, actifs à G. Répartition normale favorable — 20°. Traitement alcalin purgatif

Obs. VIII, Ri.

L'énergie hygrométrique du sang qui produit la transpiration des mains baisse à D de 34°, hausse à G de 34°, avec des organes passifs à D, actifs à G. Répartition anormale variable + 20°. Traitement alcalin purgatif.

Obs. IX, Ro.

Le travail hygrométrique du sang qui produit la transpiration des mains, baisse à D de 20°, hausse à G de 20°, avec les organes passifs à D, actifs à G. Répartition normale favorable — 20°. Traitement alcalin purgatif.

Obs. X, D

L'énergie hygrométrique du sang qui produit la transpiration des mains, baisse à G de 24°, hausse à D de 24°, avec les organes passifs à G, actifs à D. Répartition anormale variable + 20°. Traitement alcalin purgatif.

Obs. XI, C

Le travail hygrométrique du sang qui produit la transpiration des mains, baisse à G de 12°, hausse à D de 12°, avec les organes passifs à G, actifs à D. Répartition normale favorable — 20°. Traitement tonique alcalin.

Obs. XII, T

L'énergie hygrométrique du sang qui produit la transpiration des mains, baisse à D de 39°, hausse à G de 39°, avec les organes passifs à D, actifs à G. Répartition anormale variable — 20°. Traitement alcalin purgatif.

Obs. XIII, M

Le travail hygrométrique du sang qui produit la transpiration des mains, baisse à D de 20°, hausse à G de 20°, avec les organes passifs à D, actifs à G. Répartition normale favorable — 20°. Traitement alcalin purgatif.

Obs. XIV, D

L'énergie hygrométrique du sang qui produit la transpiration des mains, baisse à G de 1°, hausse à D de 1°, avec les organes passifs à G, actifs à D. Répartition normale favorable — 20°. Traitement tonique alcalin.

Obs. XV, Q

Le travail hygrométrique du sang qui produit la transpiration des mains, baisse à D de 22°, hausse à G de 22°, avec les organes passifs à D, actifs à G. Répartition anormale variable + 20°. Traitement alcalin purgatif.

Obs. XVI J

L'énergie hygrométrique du sang qui produit la transpiration des mains, baisse à G de 20°, hausse à D de 20°, avec les organes passifs à G, actifs à D. Répartition normale favorable — 20°. Traitement tonique alcalin.

Obs. XVII D

Le travail hygrométrique du sang qui produit la transpiration des mains, baisse à D de 32°, hausse à G de 32°, avec les organes passifs à D, actifs à G. Répartition anormale variable + 20°. Traitement alcalin purgatif.

Obs. XVIII, P

L'énergie hygrométrique du sang qui produit la transpiration des mains, baisse à D de 20°, hausse à G de 20°, avec les organes passifs à D, actifs à G. Répartition normale favorable — 20°. Traitement alcalin purgatif.

Obs. XIX, R

Le travail hygrométrique du sang qui produit la transpiration des mains, baisse à D de 10°, hausse à G de 10°, avec les organes passifs à D, actifs à G. Répartition normale favorable. Traitement alcalin purgatif.

Obs. XX, S

L'énergie hygrométrique du sang qui produit la transpiration des mains, baisse à D de 28°, hausse à G de 28°, avec les organes passifs à D, actifs à G. Répartition anormale variable. Traitement alcalin purgatif.

Diagnostic différentiel des Formules de la Bioscopie

1re Classe

1° Faible baisse G normal de o à 20°

Faible inclinaison des nerfs, du sang et du mouvement organique en Baisse G.

Répartition normale de la fonctionnalité organique en Baisse G.

2° Forte baisse G anormale en poussée nerveuse au-delà de 20°

Forte inclinaison des nerfs, du sang et du mouvement organique en Baissse G.

Répartition variable de la fonctionnalité organique en Baisse G.

2e Classe

1° Faible baisse D normale de o à 20°

Faible inclinaison des nerfs, du sang, et du mouvement organique en Baisse D

Répartition normale de la fonctionnalité organique en Baisse D

2° Forte baisse D variable en pousssée nerveuse au-delà de 20°

Forte inclinaison des nerfs, du sang et du mouvement organique en Baisse D

Répartition variable de la fonctionnalité organique en baisse D

NOTA. — Les observations bioscopiques indiquent la Baisse G comme moins favorable que la Baisse D, et la Baisse D comme plus favorable que la Baisse G.

La valeur médicale de la Bioscopie s'explique ainsi :

Le mouvement entrecroisé des nerfs du cerveau produit la coordination bilatérale du sang diabétique, ainsi que l'unité de la fonctionalité organique de tout le corps. Il imprime à la transpiration sensible ou insensible des mains son action directrice sur les différentes intensités de la sécrétion cutanée de la main D et de la main G. On ne peut connaître les lois qui les régissent qu'avec les proportionalités bioscopiques, puisque les quantités sudorales *égales* à D et à G *n'existent pas.* Cette transpiration n'est-elle pas extraite du sang par le travail des nerfs qui produisent l'état passif d'un côté et actif de l'autre ? Quand les médecins voudront bien s'en donner la peine, *ils seront bien obligés d'étudier la Bioscopie* pour faire avancer la science médicale.

Démonstration Bioscopique de l'Autonomie fonctionnelle trophique ayant son siège dans le cerveau

Si le diabétique qui vient à Vichy pour guérir son foie est atteint de cancer ou de cirrhose pourra-t-il guérir ? Nous disons non. Or, la Bioscopie appliquée à ce malade démontre que si, au commencement du traitement thermal, le Bioscope indique 30° de Baisse D, à la fin du traitement il produira 30° de Baisse G, ou *vice versa :* 30° de Baisse G. deviendront 30° de Baisse D. Cette révolution Bioscopique ne peut s'expliquer par le changement du cours du sang produisant la transpiration. Elle ne peut venir que de la transpiration de l'eau du sang, actionné par les nerfs. Les nerfs partent du cerveau, de la moelle et du sympathique. Le cerveau qui est le centre de la motilité et de la sensibilité centrifuge et centripète est aussi le centre de la fonctionnalité trophique bilatérale. S'il y a beaucoup d'inégalités dans sa répartition, il faut l'attribuer aux inégalités de la chimie gastrique, hépatique, intestinale et générale. La fonctionnalité trophique du cerveau est seule capable de rétablir l'équilibre général par son unité d'entrecroisement. Tel est son rôle dans la nutrition, l'assimilation et la désassimilation.

Comme conséquence, la Bioscopie admet que le Diabète est d'origine nerveuse.

Le Bioscope appliqué à la Spécialité du Diabète

La Bioscopie constitue la seule méthode scientifique et mathématique qui puisse servir, sans l'interrogatoire ni l'examen du malade, à indiquer l'état général du diabétique, soit pour le rassurer si son analyse n'est pas bonne, soit pour l'avertir s'il ne se croit pas malade.

La Bioscopie mesure l'équilibre de l'intensité des nerfs sur la répartition du sang diabétique par la sécrétion cutanée des mains. Cet équilibre est normal en-deça de 20°, anormal au-delà de 20°.

Ce n'est pas la quantité de sudation générale qui est la base scientifique de la vie de la peau, mais sa proportionalité entre la main D. et la main G. Car, entre les deux côtés du corps, la surface des mains est égale, et on ne pouvait pas mieux trouver pour mesurer exactement cette proportionalité. Les mains ont aussi un avantage cutané sur tout le reste du corps, c'est qu'elles sont le siège du tact. Cette proportionalité est sensible et visible avec le Bioscope, même quand les mains sont tout à fait sèches.

La transpiration des mains est un acte vital physiologique au même titre que la sécrétion de la bile, de l'urine, du suc gastrique, intestinal, de la synovie, etc., etc. Comme toutes les sécrétions du corps, la transpiration constitue une partie de la dénutrition générale.

Grâce à la proportionnalité de la sécrétion des mains, la Bioscopie nous fait connaître les lois du mouvement de toutes les sécrétions dans leurs répartitions bilatérales *en même temps* que l'unité mécanique et mathématique qui les coordonne dans leur ensemble, *Unité* qui est due à l'entrecroisement des nerfs du cerveau, de la moelle et du sympathique. La Bioscopie trouve ces mêmes lois dans le Diabète qui le rendent tributaire de la fontionalité nerveuse générale en même temps que des réactions chimiques glycogéniques de la nutrition.

Toutes les fonctions du diabètique se trouvent tributaires de l'équilibre normal ou anormal bioscopique.

Cet équilibre vient du cerveau et de la répartition de ses deux courants centrifuge et centripète. Vibration motrice pour les muscles. Vibration sensitive pour la sensibilité. La vibration motrice va du cerveau et de la moelle à la périphérie du corps où elle rencontre la peau qui l'arrête brusquement et l'empêche de sortir, sauf dans son rayonnement extérieur. De la peau du derme, la vibration nerveuse revient au point de départ comme un écho et un retour sur elle-même en suivant les mêmes nerfs, excepté à sa jonction à la moelle où il se divise en 2 branches très courtes, l'une pour la motilité et l'autre pour la sensibilité.

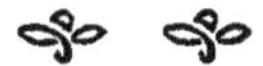

De la nécessité de faire contrôler l'analyse des urines du diabétique par le degré normal ou anormal du Bioscope.

Le degré normal de la Bioscopie est établi entre o et 20 degrés, soit en baisse D, soit en baisse G. Cette normale indique un rapport favorable de la répartition bilatérale du sang diabétique, alors même que l'alalyse de l'urine sucrée serait mauvaise. L'énergie normale Bioscopique prime le mauvais chiffre de l'analyse chimique. Si le moral du diabétique est troublé par sa mauvaise analyse accusant un chiffre trop élevé de sucre, l'examen bisocopique le rassurera si le chiffre de la formule ne dépasse pas 20 degrés.

Le chiffre anormal de la Bioscopie en baisse G ou baisse D se compte au delà de 20°. Il indiquera un diabète nerveux incertain variable. Ce degré anormal du Bioscope marche-t-il d'accord avec un chiffre élevé de l'analyse, c'est le signe d'un diabète insidieux qu'il faut combattre vigoureusement.

Nous ferons remarquer que les observations prouvent que le Diabétique qui baisse à G est bien plus menaçant que celui qui baisse à D et qu'il a besoin de plus de soins, de prudence, d'attention dans le régime alimentaire en fermant la porte à toutes les émotions morales.

Les formules de la bioscopie établissent les équilibres du sang diabétique qui évolue près ou loin de la normale 100 %.

Le traitement est indiqué selon la Baisse G ou D du diabétique et son éloignement de l'équilibre.

Pour vivre longtemps, le diabétique se rendra fréquemment chez le Docteur Bioscopiste pour connaître le degré de l'énergie de sa santé au Bioscope en rapport avec celui du sucre contenu dans les urines et pour fixer son sentiment sur le vrai ou faux danger de sa maladie.

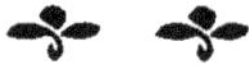

La Bioscopie prouve qu'il y a une fonction nerveuse cérébrale qui dirige le sang diabétique.

Le degré Bioscopique représente le coefficient des forces diabétiques dont les courants vibratoires nerveux, sanguins et organiques se reflètent à la peau des mains secrétoires au moment où le docteur bioscopiste prend la formule. Ce coefficient est soumis aux nerfs qui dirigent le sang diabétique pendant la sécrétion cutanée des mains. Pour obtenir ce résultat les nerfs président à la répartition du sang entre les deux mains et en même temps entre les deux parties du corps. Le docteur mesure son plus ou moins d'intensité avec leurs différences mathématiques réduites à l'unité. Les observations bioscopiques démontrent que le diabète obéit à l'action centrale du cerveau puisque sa fonctionalité ne s'occupe nullement de la quantité de sucre qu'il peut y avoir dans le sang mais bien de maintenir constamment l'équilibre général et bilatéral de toutes les fonctions du corps. Or, le sucre diabétique dans le sang n'est pas un poison, puisque nous soignons des diabétiques qui sont malades depuis plus de 20 ans et qui ont toutes les apparences de la santé. Le diabète ne devient dangereux que s'il survient des complications ; comme un anthrax, une pneumonie, etc., etc. Les nerfs ne peuvent pas être diabétiques dans leur essence. Ils se contentent d'imprimer le rythme vibratoire diabétique à la chimie organique et au sang pour donner à l'assimilation, à la digestion et à l'endosmose, la propriété de transformer les fécules et les matières amylacées en sucre diabétique.

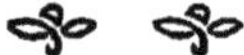

Les nerfs du cerveau, de la moelle et du sympathique sont cause du Diabèbe

Tous les courants vibratoires nerveux de ces trois réseaux s'harmonisent dans le sang diabétique avec les oscillations, les ondulations, le balancement du cœur et les pulsations de la circulation du sang ; avec l'inspiration et l'expiration pulmonaire ; avec l'oxygène de la pression atmosphérique ; avec le phénomène de l'endosmose et de l'exosmose ; avec le travail chimique de la digestion, de l'absorption, de la nutrition moléculaire ; avec l'assimilation et la désassimilation, avec toutes les sécrétions en un mot avec tous les actes de la vie biologique en mouvement.

Quand le corps du diabétique indique le degré normal bioscopique à G à D en deça de 20° tout son organisme présente le signe d'une bonne santé. Comme si le sucre n'existait ni dans le sang, ni dans les urines. Dans ces conditions tout marche bien, parce que le sang sucré n'est pas nuisible par lui-même. Le Diabétique ne ressent aucun malaise et il se déclare en bonne santé. Les circonstances changeront si le médecin bioscopiste constate avec le Bioscope un degré qui dépasse 20°. Dans ce cas alors même que le malade se trouve bien, le docteur exigera qu'on procède à une analyse d'urine et si le chiffre est élevé au-dessus de 10, 20, 30, 40 grammes, la maladie devra être considérée comme sérieuse parce que l'équilibre nerveux anormal de la sécrétion cutanée indiquera la cause d'une mauvaise répartition du sang diabétique entre les 2 côtés.

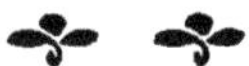

Le centre de la fonctionalité nerveuse du sang diabétique est au cerveau.

Voici comment les observations diabétiques le démontrent :

S'il se produit dans le cours du diabète une hémorrhagie cérébrale soit dans l'hémisphère D, soit dans l'hémisphère G, le docteur bioscopiste saura de quel côté siège la lésion par la paralysie du membre qui se trouve du côté opposé. Si la masse du cerveau est atteinte dans sa totalité, la vie sera suspendue subitement et l'apoplexie sera foudroyante. Les vibrations nerveuses du cerveau diabétique s'étendront d'abord à l'encéphale, puis au cœur, aux poumons, à l'estomac, aux membres et dans le jeu de tout l'organisme. C'est la mort subite. Il y a donc connexité entre la cessation de tout courant vibratoire cérébral, cardiaque, sanguin, pulmonaire, gastrique et sécrétion de tout le corps. Le cerveau tient donc le haut commandement de toute la fonctionalité du corps. Nous pouvons juger par là qu'il n'y a qu'une unité fonctionnelle autonome pour diriger l'ensemble du sang diabétique, laquelle a pour siège le cerveau et tout le réseau nerveux dont il tient la direction.

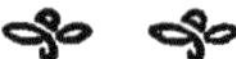

Les observations bioscopiques prises sur les diabétiques ne laissent aucun doute sur l'existenee de l'autonomie d'une fonctionalité générale coordinatrice du sang diabétique ayant son siège au cerveau.

Voici comment la bioscopie explique cette proposition :

Si le Diabétique qui vient à Vichy est atteint d'un cancert du foie, il faut reconnaître que cette maladie est incurable. Le médecin bioscopiste ne peut pas espérer voir cette maladie se modifier et s'améliorer par la boisson des Eaux de Vichy. Toutefois, le Bioscope appliqué à ce malade prouve qu'au commencement du traitement thermal, le chiffre bioscopique indique 30° de Baisse D et qu'à la fin du traitement, il se renverse en baisse G de 30°. Ou *vice versa* : 30° de baisse G. deviennent 30° de baisse D.

Cette révolution bioscopique est favorable et s'applique à la fontionnalité générale et non au cancer du foie. Le foie passif est-il devenu actif ? Cela ne peut venir du foie, à cause de la nature incurable du cancer du foie. D'où vient donc ce changement d'équilibre si bien approprié à la modification générale de la santé du malade ? Nous l'attribuons à l'action bienfaisante des eaux sur le sang diabétique et sur la fonctionnalité générale dont le mode d'action est au cerveau. Le cancer reste stationnaire sur le foie incurable ; mais l'état général s'est amélioré en se rapprochant de l'équilibre. Les lois nerveuses qui dirigent la fonctionnalité générale sont spécialement dues à l'entrecroisement des nerfs du cerveau, de la moelle et du grand sympathique, et forment le gouvernement le plus important de l'unité générale qui est à la fois cause et effet de toutes les réactions organiques. L'innervation rayonne partout dans le corps agité sans cesse par les courants centrifuge et centripète de la motilité et de la sensibilité. Elle accomplit son œuvre d'équilibre dans l'évolution du diabète comme dans tous les autres états diathésiques controlés par la Bioscopie.

Le Diabète est donc d'origine cérébrale et nerveuse sans en exclure les nerfs de la moelle et du grand sympathique. Son rôle spécial est de tenir sous sa domination la fonctionnalité générale et autonome de toutes les forces et parmi elles celles de la nutrition, de l'assimilation et de la désassimilation sans en excepter tous les échanges chimiques qui forment entre les 2 côtés du corps l'équilibre et le déséquilibre de tout l'organisme vivant. Nous disons donc : que la cause première du diabète tire son origine du cerveau et de ses annexes.

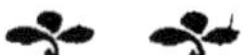

La fonctionnalité nerveuse du cerveau coordonne le travail du sang diabétique sans empiéter sur le rôle chimique de l'appareil organique qui produit le sucre diabétique.

La Bioscopie mesure la répartition de la force et de la faiblesse du sang diabétique.

N° 1. *Loi fondamentale de l'équilibre normal bioscopique et de l'équilibre cérébral des deux hémisphères.*

La normale bioscopique de chaque main étant établie à 100 %, la normale de la force cérébrale de chaque hémisphère est établi à 100 %.

N° 2. *Loi de correspondance de la baisse bioscopique à G et à D avec les deux hémisphères cérébraux.*

Si la baisse bioscopique de la main G évolue de 100 à 50 %. La baisse de l'hémisphère cérébral D évolue de 100 à 50 % et *en même temps.*

Si la baisse bioscopique de la main D évolue

de 100 à 50 %, la baisse de l'hémisphère cérébral G évolue de 100 à 50 % *en même temps.*

Pour comprendre cette loi bioscopique et cérébrale il faut se rappeler que l'hémorrhagie cérébrale de l'hémisphère D paralyse le côté G et que l'hémorrhagie cérébrale de l'hémisphère G paralyse le côté D.

N° 3. *Loi de correspondance de la Hausse bioscopique G et D avec les deux hémisphères cérébraux.*

Si la hausse bioscopique de la main G évolue de 100 à 200 %, la hausse de l'hémisphère cérébral D évolue de 100 à 200 % *en même temps.*

Si la hausse bioscopique de la main D évolue de 100 à 200 %, la hausse de l'hémisphère cérébral G évolue de 100 à 200 % *en même temps.*

Pour comprendre cette loi bioscopique et cérébrale il faut se rappeler que pendant que l'hémisphère D du cerveau paralyse le côté G, l'hémisphère G reste bien portant ainsi que le côté D, de même que si l'hémisphère cérébral G paralyse le côté D, l'hémisphère D reste bien portant ainsi que le côté G.

Résumé.— La faiblesse bioscopique de la main G, correspond à la faiblesse cérébrale D.

La faiblesse bioscopique de la main D, correspond à la faiblesse cérébrale G.

La force bioscopique de la main G, correspond à la force cérébrale D.

La force bioscopique de la main D, correspond à la fôrce cérébarle G.

Ces lois sont découvertes par la bioscopie pendant que le cerveau est bien portant.

L'entrecroisement des nerfs du cerveau et de ses annexes est indispensable pour présider à l'unité de l'énergie du corps et de son équilibre général et dans le cas de la spécialité du sang diabétique sans avoir besoin de s'occuper des réactions chimiques de la digestion, ni des autres organes. Toutes les vibrations organiques à l'aller et au retour s'entrecroisent pour former l'unité, toutes ayant un rythme spécial pour la force centrifuge et centripète. Le même nerf sert à leur évolution. Elles n'ont besoin que de deux branches distinctes très courtes à l'union de la moelle, l'une pour la motilité et l'autre pour la sensibilité.

Classification de l'état calme et de l'état agité du Diabète avec la moyenne de deux rapports bioscopiques.

De 0 à 20° soit en baisse G soit en baisse D. Etat normal favorable du diabète bioscopique. Au-delà de 20° soit en baisse D soit en baisse G état anormal, incertain, variable, nerveux.

Classe I

Diabète, Baisse G.

La baisse G a moins d'énergie que la baisse D.

Le tempérament, la constitution et l'énergie du diabétique en baisse G sont moins forts que celui de la baisse D.

La baisse G a besoin de plus de soins, de prudence et de précautions que la baisse D.

La longévité est plus courte avec la baisse G qu'avec la baisse D.

Les bains salés, sulfureux et le régime tonique conviennent avec la baisse G.

Les réactions favorables de la santé et de la maladie sont plus difficiles avec la baisse G qu'avec la baisse D.

Pour porter un jugement il faut prendre beaucoup d'observations avec le Bioscope.

Classe II

Diabète, baisse D

La baisse D a plus d'énergie que la baisse G.

Le tempérament, la constitution et l'énergie du diabétique en baisse D sont plus forts que ceux de la baisse G.

La baisse D a besoin de moins de soins que la baisse G.

La longévité est plus grande avec la baisse D qu'avec la baisse G.

Les bains alcalins, les émollients et le régime blanc conviennent avec la Baisse D.

Les réactions favorables de la santé et de la maladie sont plus facile avec la baisse D.

Il faut toujours prendre de nombreuses observations avant de se prononcer. Toutes les formules de la bioscopie reposent sur les moyennes de deux rapports.

Les poussées bioscopiques sont considérées comme un état nerveux indiquant un trouble neurasthénique ou anémique de l'état du sang diabétique.

Poussées nerveuses bioscopiques graduées par le Bioscope et la Bioscopie

La poussée nerveuse bioscopique en baisse D se produit au delà de 150 °/₀ égalant 34 degrés.

La poussée nerveuse bioscopique en baisse G se produit au-delà de 66 °/₀ égalant 34 degrés.

Un seul rapport bioscopique traduit souvent la poussée nerveuse, et, comme le rapport suivant ou le précédent ne l'ont pas eu, cette poussée met la formule *loin* de l'équilibre normal. La poussée donne ainsi avec la moyenne le signe d'un état nerveux peu grave parce qu'il est très variable, toujours prêt à se rapprocher de l'équilibre.

Voici quelques exemples de poussées nerveuses.

150 °/° poussée en baisse D, 57 °/₀ en Baisse G, 211 °/₀, 156 °/₀ 2 poussée en baisse D. L'état nerveux domine avec les poussées bioscopiques.

Ces poussées nerveuses résultent des pressions du sang diabétique à travers la peau, c'est un signe que les nerfs veulent se débarrasser d'un obstacle qui les gêne. Cet obstacle est le sucre. Ce sang est diathésique. Les nerfs dirigeants font un effort pour débarrasser le sang du glycose par la peau. Les remèdes diaphorétiques ont le même but et sont classés comme dépuratifs avec la salsepareille, le gaiac. Plus il y a des poussées bioscopiques plus il y a de troubles latents dans le sang les nerfs et la chaleur vitale du diabétique.

C'est grâce à ces poussées bioscopiques et à leur fréquences que le médecin bioscopiste peut se rendra compte du plus ou moins de trouble et d'agitation dans le sang diabétique. Elles démontrent la présence d'un fort état d'anémie ou de neurasthénie. Moins il y a de poussées bioscopiques et plus il y a de tranquillité et de calme dans la masse organique diabétique.

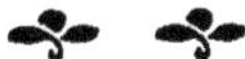

La Bioscopie donne les équilibres et les déséquilibres du sang diabétique par les poussées nerveuses.

L'axamen bioscopique joue un grand rôle dans la marche et la durée du diabète.

Les hautes pressions bioscopiques sont ordinairement subites, de courte durée. On n'a pas souvent besoin d'attendre deux rapports pour les connaître, un seul suffit. Ces poussées sont une déviation très accentuée et *loin* de la normale. Elles agissent comme une surprise, soit au premier, soit au deuxième rapport comme un accès de colère organique dont le sang vaporeux ouvre la peau pour soulager le sang vicié à la façon d'une soupape de sûreté. Nous considérons aussi les poussées comme un bon signe quoiqu'elles agissent avec violence et loin de l'équilibre. Elles évitent les congestions. Ces poussées s'arrêtent vite pour se rapprocher de la normale diabétique. On peut comparer les poussées bioscopiques aux notes harmoniques qui cachent en accoustique la vibration fondamentale. On peut aussi les comparer aux basses pressions atmosphériques qui révèlent le passage transitoire d'un cyclone. La cause de ces poussées vient du désaccord qui régne momentanément entre les nerfs et de sang diabétique. Les nerfs sensitifs ont aussi leur part dans le désordre et les poussées subites de chaleur et de vapeur. Il n'y a qu'à se reporter aux femmes en proie à l'âge critique pour en connaître tous les inconvénients. Tout ce qui se passe dans l'intérieur du corps a son écho et sa répercussion sur la peau qui le transmet à l'extérieur pour en tempérer l'intensité et rendre le calme si nécessaire au jeu de tous les organes. La fonctionnalité cutanée est aussi nécessaire à l'état normal que celle de la nutrition, de la respiration, de la circulation et de l'innervation.

Le sang, les nerfs, la chaleur vitale sont en jeu dans les poussées bioscopiques. Les hautes pressions bioscopiques dans le cours du diabète préviennent les congestions et les désordres qui résultent de l'accumulation du sucre dans les organes et dans le sang. Comme le malade ne se doute pas de ces poussées nerveuses, le bioscope les révèle au médecin bioscopiste qui s'empresse d'analyser les urines, de prescrire le régime alimentaire et de sauver le malade.

Les poussées bioscopiques sont plus fréquentes en baisse D qu'en baisse G.

La bioscopie attribue cela au travail de l'hémisphère G plus actif que celui de D. Le cerveau de G détient la parole, l'éloquence, la voix et comme les nerfs sont entrecroisés, le côté D du corps est desservi par l'hémisphère G du cerveau.

Sous l'influence des eaux de Vichy, les poussées nerveuses bioscopiques sont plus fréquentes en baisse D d'où une activité plus grande du cerveau G. Or, le rétablissement de l'équilibre bioscopique est plus facile avec la baisse D qu'avec la baisse G.

Théorie de l'entrecroisement des deux sortes des vibrations de l'énergie dynamoscopique et bioscopique.

Les formules mathématiques de la bioscopie marchent d'accord avec les vibrations musculaires de la dynamoscopie.

L'unité vibratoire musculaire bilatérale au bout des doigts a pour fondamentale le R[e] 72 vibrations.

L'unité sécrétoire cutanée des mains a pour fondamentale la normale 100 pour 100.

L'énergie vibratoire forme tantôt l'accord, tantôt le désaccord de toutes ces vibrations, dont le centre fonctionnel est au cerveau, à la moelle et au grand sympathique.

Qu'il nous soit permis de remonter à la génèse de ces vibrations. Un germe vibratoire mâle électro-magnétique latent constitue une force primordiale destinée tôt ou tard à régulariser, sur un plan uniforme, l'équilibre général d'un être complet, à la condition, *sine qua non*, de rencontrer un autre germe vibratoire femelle électro-magnétique latent qui ne se développera que grâce au contact de la chaleur. Leur union donne lieu tout d'abord à la formation de nombreux petits courants électro-magnétiques de l'œuf, lequel sera obligée pour arriver à former une organisation complète d'obéir à deux vibrations entrecroisées de manière à former les deux côtés du corps soumis aux lois indispensables de l'unité. Ces deux courants vibratoires s'attirent et se repoussent pour obéir à la trépidation générale d'un organisme bien conditionné.

Quel est donc le rôle de la vibration en elle-même ? Elle est essentiellement douée d'une vertu impondérable, immatérielle et impérissable. D'où l'immortalité dans son action sans sa matérialité. La vibration du violon sous le coup d'archet produit le son dans la corde musicale. La vibration produit le mouvement et le mouvement produit la vibration dans le diapason. La corde du violon et l'acier du diapason peuvent périr. Mais avec une autre corde et avec deux branches d'acier, la vibration renaît. La matérialité est dans la corde et dans l'acier, l'immatérialité est dans la vibration. D'où l'immortalité des spiritualistes est le matérialisme des autres. L'accord et le désaccord vibratoire se trouvent dans les études de la dynamoscopie et de la Bioscopie. Quand la vibration est suspendue et arrêtée dans le corps, soit par la syncope, soit par l'attaque d'épilepsie, soit par l'apoplexie, la mort matérielle s'en suit, mais la vibration reste à l'état latent pour réssusciter ailleurs, parce qu'elle est partout dans l'hérédité de l'homme comme dans l'hérédité des plantes de la même espèce. Il lui faut pour renaître et reparaître la condition indispensable de la chaleur qui suffit pour montrer la vibration dans l'œuf comme cela se voit aussi au retour du soleil au printemps pour les plantes et les végétaux.

DE LA TROPHOMÉTRIE BIOSCOPIQUE

Vingt observations prises sur des Diabétiques traitées à Vichy

Numéro	Initiales	Formule bioscopique	Moyenne	Degrés	Baisse	Énergie vitale	Près ou loin de l'Équilibre	Côté des organes faibles	Traitement	Réactions
I	Mme Ber.	Com 200, 150	179 %	43°	D	Bonne	Loin, état nerveux	D	Calmant, alcalin	Fondamentale.
		Mil. 129, 107	119 %	16°	D	Bonne	Près	D	Alcalin	Favorable, rapprochement de l'équilibre.
		Fin. 125, 300	212 %	55°	D	Bonne	Loin, état nerveux	D	Bolmant, alcalin	Indécise, éloignement de l'équilibre.
II	M. Cluz.	C. 52, 111	80 %	20°	G	Faible	Près	G	Tonique	Fondamentale.
		M. 50, 225	137 %	27°	D	Bonne	Loin, état nerveux	D	Calmant, alcalin	Favorable, changement d'équilibree
		F. 50, 71	62 %	38°	G	Faible	Loin, état nerveux	G	Calmant, tonique	Indécise, éloignement de l'équilibre.
III	M. Verg.	C. 87, 73	80 %	20°	G	Faible	Près	G	Tonique	Fondamentale.
		M. 80, 100	90 %	10°	G	Faible	Près	G	Tonique	Favorable, rapprochement de l'équilibre.
		F. 160, 80	120 %	17°	D	Bonne	Près	D	Alcalin	Favorable, changement d'équilibre.
IV	Abbé Gar.	C. 109, 100	104 %	4°	D	Bonne	Près	D	Alcalin	Fondamentale.
		M. 160, 200	181 %	44°	D	Bonne	Loin	D	Calmant, alcalin	Indécise, éloignement de l'équilibre.
		F. 114, 166	155 %	35°	D	Bonne	Loin	D	Calmant, alcalin	Indécise, éloignement de l'équilibre.
V	Mlle Bod.	C. 100, 82	95 %	5°	G	Faible	Près	G	Tonique	Fondamentale.
		M. 144, 128	136 %	26°	D	Bonne	Loin	D	Calmant, alcalin	Favorable, changement d'équilibre.
		F. 100, 200	150 %	34°	D	Bonne	Loin	D	Calmant, alcalin	Favorable, changement d'équilibre.
VI	Mme Full.	C. 130, 104	119 %	16°	D	Bonne	Près	D	Alcalin	Fondamentale.
		M. 235, 440	338 %	65°	D	Bonne	Loin, état nerveux	D	Calmant, alcalin	Indécise, éloignement de l'équilibre.
		F. 187, 100	143 %	31°	D	Bonne	Loin, état nerveux	D	Calmant, alcalin	Indécise, éloignement de l'équilibre.
VII	Mme Lesn.	C. 116, 100	108 %	8°	D	Bonne	Près	D	Alcalin	Fondamentale.
		M. 140, 156	148 %	32°	D	Bonne	Loin, état nerveux	D	Calmant, alcalin	Favorable, changement d'équilibre.
		F. 166, 69	102 %	2°	D	Bonne	Près	D	Alcalin	Favorable, rapprochement de l'équilibre.
VIII	Abbé Riz.	C. 160, 100	130 %	23°	D	Bonne	Près	D	Alcalin	Fondamentale.
		M. 200, 128	164 %	39°	D	Bonne	Loin, état nerveux	D	Calmant, alcalin	Indécise, éloignement de l'équilibre,
		F. 240, 139	180 %	46°	D	Bonne	Loin, état nerveux	D	Calmant, alcalin	Indécise, éloignement de l'équilibre.
IX	Abbé Roch.	C. 143, 280	211 %	55°	D	Bonne	Loin, état nerveux	D	Calmant, alcalin	Fondamentale.
		M. 100, 200	150 %	34°	D	Bonne	Loin, état nerveux	D	Calmant, alcalin	Favorable, rapprochement de l'équilibre.
		F. 100, 100	100 %	0°	Equil.	Equilibre	Près	Equil.	Equilibre	Equilibre.
X	Mme Do.	C. 60, 100	80 %	20°	G	Faible	Près	G	Tonique	Fondamentale.
		M. 100, 60	80 %	20°	G	Faible	Près	G	Tonique	Statu quo.
		F. 136, 100	119 %	16°	D	Bonne	Près	D	Alcalin	Favorable, changement d'équilibre.
XI	M. Cons.	C. 60, 58	57 %	43°	G	Faible	Loin, état nerveux	G	Calmant, tonique	Fondamentale.
		M. 122, 181	151 %	34°	D	Bonne	Loin, état nerveux	D	Calmant, alcalin	Favorable, changement d'équilibre.
		F. 80, 79	78 %	22°	G	Faible	Près	G	Tonique	Favorable, rapprochement de l'équilibre.

Numéro	Initiales	Formule bioscopique	Moyenne	Degrés	Baisse	Energie vitale	Près ou loin de l'Équilibre	Côté des organes faibles	Traitement	Réactions
XII	M. Tuch.	C. 55, 80	67 °/o	33°	G	Faible	Loin, état nerveux	G	Calmant, tonique	Fondamentale.
		M. 200, 153	179 °/o	42°	D	Bonne	Loin, état nerveux	D	Calmant, alcalin	Favorable, changement d'équilibre.
		F. 137, 150	141 °/o	30°	D	Bonne	Loin, état nerveux	D	Calmant, alcalin	Favorable, changement d'équilibre.
XIII	M. Metz	C. 340, 58	187 °/o	48°	D	Bonne	Loin, état nerveux	D	Calmant, alcalin	Fondamentale.
		M. 112, 118	115 °/o	14°	D	Bonne	Près	D	Alcalin	Favorable, rapprochement d'équilibre.
		F. 100, 100	0 °/o	Equil.	Equil.	Equilibre	Equilibre	Equil.	Equilibre	Equilibre.
XIV	M. Dec.	C. 70, 100	85 °/o	15°	G	Faible	Près	G	Tonique	Fondamentale.
		M. 80, 200	140 °/o	39°	D	Forte	Loin, état nerveux	D	Calmant, alcalin	Favorable, changement d'équilibre.
		F. 80, 70	76 °/o	24°	G	Faible	Près	G	Tonique	Indécise, éloignement d'équilibre.
XV	M. Gail.	C. 200, 112	156 °/o	36°	D	Bonne	Loin, état nerveux	D	Calmant, alcalin	Fondamentale.
		M. 125, 150	137 °/o	27°	D	Bonne	Loin, état nerveux	D	Calmant, alcalin	Favorable, se rapprochant de l'équilibre.
		F. 82, 125	103 °/o	3°	D	Bonne	Près	D	Alcalin	Favorable, se rapprochant de l'équilibre.
XVI	M. J.	C. 84, 80	82 °/o	18°	G	Faible	Près	G	Tonique	Fondamentale.
		M. 58, 60	59 °/o	41°	G	Faible	Loin, état nerveux	D	Calmant, alcalin	Indécise, éloignement d'équilibre.
		F. 233, 90	161 °/o	39°	D	Bonne	Loin, état nerveux	D	Calmant, alcalin	Favorable, changement d'équilibre.
XVII	Mme Do.	C. 108, 125	121 °/o	17°	D	Bonne	Près	D	Alcalin	Fondamentale.
		M. 175, 160	167 °/o	40°	D	Bonne	Loin, état nerveux	D	Calmant, alcalin	Indécise, éloignement d'équilibre.
		F. 233, 87	160 °/o	39°	D	Bonne	Loin, état nerveux	D	Calmant, alcalin	Indécise, éloignement d'équilibre.
XVIII	M. Pil.	C. 106, 120	113 °/o	13°	D	Bonne	Près, alcalin	D	Alcalin	Fondamentale.
		M. 108, 175	140 °/o	30°	D	Bonne	Loin, état nerveux	D	Calmant, alcalin	Indécise, éloignement d'équilibre.
		F. 100, 140	120 °/o	17°	D	Bonne	Près, alcalin	D	Alcalin	Favorable, rapprochement d'équilibre.
XIX	M. Rivi.	C. 88, 113	101 °/o	1°	D	Bonne	Près	D	Alcalin	Fondamentale.
		M. 118, 100	109 °/o	9°	D	Bonne	Près	D	Alcalin	Favorable, rapprochement d'équilibre.
		F. 70, 72	119 °/o	29°	G	Faible	Loin, état nerveux	G	Calmant, tonique	Favorable, changement d'équilibre.
XX	M. Sol.	C. 176, 216	192 °/o	48°	D	Bonne	Loin, état nerveux	D	Calmant, alcalin	Fondamentale.
		M. 200, 240	157 °/o	36°	D	Bonne	Loin, état nerveux	D	Calmant, alcalin	Favorable, rapprochement d'équilibre.
		F. 71, 88	75 °/o	24°	G	Faible	Près	G	Tonique	Favorable, changement d'équilibre.

La Bioscopie ne repose que sur des observations cliniques. Il en résulte la théorie de l'équilibre des nerfs, du sang et de la chaleur vitale.

Voici le résumé de ces 20 observations ci-dessus : 8 baisses G ; 12 baisses D. Organes faibles à G, 14 ; organes faibles à D, 44.

Les réactions favorables l'emportent sur les indécises.

www.ingramcontent.com/pod-product-compliance
Ingram Content Group UK Ltd.
Pitfield, Milton Keynes, MK11 3LW, UK
UKHW021029200726
13857UKWH00004B/1676

9 782013 066716